ESSAI

SUR LA NATURE

DE

LA PÉTITION D'HÉRÉDITÉ

PAR

A. PILLET

DOCTEUR EN DROIT

Extrait de la Revue critique de Législation et de Jurisprudence.

PARIS

LIBRAIRIE COTILLON

F. PICHON, SUCCESSEUR, IMPRIMEUR - ÉDITEUR,

Libraire du Conseil d'État et de la Société de législation comparée.

24, RUE SOUFFLOT, 24.

1884

[illegible]

[illegible]

[illegible]

[illegible]

[illegible]

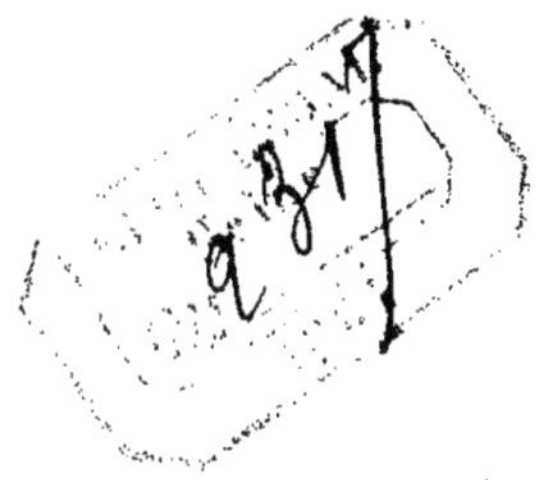

ESSAI

SUR LA NATURE

DE

LA PÉTITION D'HÉRÉDITÉ

ESSAI

SUR LA NATURE

DE

LA PÉTITION D'HÉRÉDITÉ

PAR

A. PILLET

DOCTEUR EN DROIT

Extrait de la REVUE CRITIQUE DE LÉGISLATION ET DE JURISPRUDENCE.

PARIS

LIBRAIRIE COTILLON

F. PICHON, SUCCESSEUR, IMPRIMEUR - ÉDITEUR,

Libraire du Conseil d'État et de la Société de législation comparée,

24, RUE SOUFFLOT, 24.

1884

ESSAI

SUR LA NATURE

DE

LA PÉTITION D'HÉRÉDITÉ

L'influence exercée par le droit romain sur la jurisprudence actuelle ne tient pas seulement à ce que celle-ci lui a emprunté de ses principes tous ceux qui n'étaient pas en contradiction directe avec nos idées et nos mœurs, elle tient encore et surtout à ce que la science moderne a pris à la science ancienne sa terminologie brève, précise et commode.

Parmi les principes juridiques admis dans une législation : les uns sont de tous les temps et de tous les lieux, ils constituent en quelque sorte le droit naturel : d'autres, au contraire, et en plus grand nombre, ont des règles arbitraires, utiles, nécessaires même à une certaine époque, dans un certain milieu, mais qui, les circonstances de temps et de lieu venant à changer, perdent toute leur opportunité et finissent par disparaître. Par un phénomène curieux, souvent une institution juridique vieillie lègue à celle qui la remplace son nom, qui se trouve ainsi désigner à des époques successives deux choses totalement différentes. Comme on l'a très bien dit, c'est une même étiquette successivement placée sur deux flacons, encore qu'ils contiennent des liqueurs d'espèces diverses [1].

Ce procédé ne présente pas d'inconvénients sérieux lorsqu'on l'applique à une institution juridique bien connue, réglementée dans ses détails par la loi, mais si le législateur en use pour qualifier quelque institution dont il ne prend pas la peine de déterminer le caractère, le même procédé devient dangereux ; car

---

[1] « Parmi toutes ces expressions d'origine romaine qui ont passé dans notre droit, combien n'en est-il pas qui ressemblent aujourd'hui à d'anciennes étiquettes laissées par mégarde sur des vases dont on a renouvelé le contenu. » (Gide, *Novation*, p. 2).

il porte naturellement l'interprète à appliquer à l'institution ainsi dénommée ses règles anciennes sans se demander si elles ne sont pas en contradiction avec les principes du droit nouveau. Cet inconvénient ne s'est fait sentir nulle part avec plus de force que dans la théorie de la pétition d'hérédité.

Le droit romain désignait sous ce nom une action donnée à l'héritier du droit civil pour faire reconnaître sa qualité contradictoirement avec les possesseurs de l'hérédité qui la contestaient à leur profit et obliger ceux-ci à restituer les biens héréditaires.

Notre ancien droit s'empara de la théorie romaine de la pétition d'hérédité, et appliqua à cette action ses anciennes règles non sans leur faire subir quelques changements destinés à la mettre plus parfaitement en harmonie avec les exigences de la pratique. Enfin la loi nouvelle est venue : ses rédacteurs n'ont fait qu'une seule allusion à la pétition d'hérédité (art. 137, C. civ.), et de cette allusion on a conclu un peu légèrement qu'elle devait être admise dans notre droit, avec sa nature ancienne. Sans doute il faut une action qui permette à l'héritier véritable de se faire restituer la succession appréhendée par un héritier apparent, mais cette action, à quelles règles obéira-t-elle ?

Le Code civil est muet sur ce point, ses rédacteurs ont prononcé le nom, ils n'ont pas défini la chose : c'est donc à la doctrine qu'il appartient de trancher cette question. Sur certains points elle est aujourd'hui encore très divisée, sur d'autres elle est unanime, notamment sur un des plus importants : l'objet de la pétition d'hérédité. Tous les jurisconsultes s'accordent à dire que le demandeur dans cette action poursuit un double objet : 1° la reconnaissance de sa qualité d'héritier contre une personne qui la conteste à son profit; 2° la restitution des choses héréditaires détenues par le défendeur au détriment du demandeur. On la définit une action réelle par laquelle une personne qui se prétend appelée à une hérédité réclame de celui qui en a pris possession comme successeur universel, la reconnaissance de son droit héréditaire et le délaissement de tout ou partie des objets qui composent cette hérédité[1].

Cette notion de la pétition d'hérédité me paraît impliquer une

[1] Aubry et Rau, Droit civil français, § 616.

erreur ou plus exactement une confusion. A mes yeux l'héritier dont le titre est contesté a sans doute une action particulière, ayant sa base dans sa qualité d'héritier, mais cette action a pour objet unique la reconnaissance judiciaire du titre héréditaire du demandeur. La pétition d'hérédité est une action en réclamation de la qualité d'héritier et rien de plus. Une fois cette contestation tranchée en sa faveur, c'est à l'aide des actions que lui a transmises le défunt et non au moyen de la pétition d'hérédité que l'héritier obtient restitution des biens héréditaires qui se trouvent en la possession du défendeur condamné. Toute action en pétition d'hérédité comprend donc deux actions distinctes dont la première seule est particulière à l'héritier, une action en déclaration de droits héréditaires suivie de l'exercice d'une des actions qui appartenaient au défunt [1].

Cette explication n'a en apparence d'autre résultat que de compliquer encore des rapports juridiques déjà fort difficiles. En réa-

[1] Parmi les auteurs assez peu nombreux du reste qui ont traité de la pétition d'hérédité dans le droit moderne, bien peu se sont préoccupés de distinguer, au point de vue de leurs résultats, cette action des actions héréditaires intentées au nom du défunt. Je trouve cependant sur ce point deux passages qui méritent d'être transcrits :

« Bien que le but indirect de cette action soit le recouvrement, la restitution des biens héréditaires et par conséquent une véritable revendication, le but direct n'est que la reconnaissance du titre d'héritier, et c'est dans cette idée d'un être moral distinct des biens, appelé hérédité, que nous trouvons la différence essentielle qui sépare la pétition d'hérédité de la revendication. (Baratin, Thèse de doctorat).

« Ce n'est point au point de vue de l'obligation de restituer du défendeur qu'existe la différence fondamentale entre la pétition d'hérédité et la revendication : peu importe même que le plus souvent la revendication porte sur une chose particulière et la *petitio hereditatis* sur une masse de biens, ce n'est là qu'un accident : le défendeur à la *petitio hereditatis* peut n'être possesseur que d'un seul objet. *A ne s'attacher qu'au résultat, elle ne serait alors que l'action en revendication du de cujus, exercée par son représentant.* Il faut donc renoncer à toute distinction reposant sur l'issue de ces actions et définir la pétition d'hérédité à raison de la prétention même du demandeur l'action par laquelle une personne tend à faire reconnaître qu'un droit de succession est ouvert à son profit. La différence avec la *rei vindicatio* est dès lors sensible, car le demandeur dans la *rei vindicatio* invoque la qualité de propriétaire d'un objet déterminé en vertu d'un mode d'acquérir

lité, elle présente des avantages pratiques considérables, et permet notamment de trancher d'une manière simple et logique la plupart des nombreuses difficultés qui se sont élevées touchant la pétition d'hérédité. C'est ce que je démontrerai lorsque j'aurai, par une analyse rigoureuse, fait apparaître l'exactitude de la proposition que j'ai énoncée.

On voit assez souvent exprimé le regret que les rédacteurs de nos lois civiles, abandonnant à la doctrine ce soin, aient négligé de déterminer législativement ce que l'on doit entendre par action. Je m'associe pleinement à ces regrets, car je crois que si cette définition existait, on n'aurait jamais été tenté d'attribuer à la pétition d'hérédité des effets qui lui sont étrangers. La doctrine cependant s'est acquittée de la tâche qui lui avait été léguée et, chose rare, elle est d'accord dans la définition qu'elle donne de l'action. L'action n'est plus aujourd'hui un droit sanctionnateur différent du droit déterminateur. Le droit étant une faculté garantie par la loi, l'action n'est autre chose que cette garantie exercée, c'est-à-dire le droit lui-même porté devant les tribunaux. « L'action, a-t-on très bien dit, n'est autre que le droit lui-même qui reste, pour ainsi dire, passif tant qu'il n'est pas contesté, mais qui se met en mouvement dès qu'il est méconnu ou violé [1]. »

Ce principe établi, il est facile d'en tirer des conséquences

à titre singulier. De ce que la cause d'acquisition que fait valoir l'héritier est *per universitatem*, la pétition d'hérédité est appelée action universelle, par contre la *rei vindicatio* est dite action spéciale. (Cauwès, Thèse).

De ces deux auteurs, le second me parait être allé bien près de la vérité. Quant à la différence qu'il relève entre les deux actions, elle est purement apparente. L'héritier dans la *petitio hereditatis*, à la différence du propriétaire dans la revendication, invoque la qualité d'héritier, mais dans quel but ? Pour être admis à invoquer la qualité de propriétaire que possédait le défunt. Il allègue un mode d'acquisition à titre universel, mais pourquoi ? Pour pouvoir ensuite invoquer en sa faveur les modes d'acquérir à titre particulier dont le défunt eût pu lui-même se prévaloir. Entre la situation du défunt et celle de l'héritier il y a cette seule différence que ce dernier doit pour être assimilé au premier prouver préalablement son droit héréditaire. Dans un cas il y a une seule action, la revendication ; dans l'autre il y en a deux liées l'une à l'autre : la pétition d'hérédité, action en déclaration de titre héréditaire, et la revendication, action en restitution.

[1] Garsonnet, Procédure, I, p. 480.

propres à notre matière. S'il est vrai que l'action ne soit autre que le droit mis en exercice, il me suffira de montrer que le droit sur lequel se base l'héritier pour exiger la restitution de la succession est précisément celui qui appartenait au défunt pour que je sois fondé à en conclure que son action n'est autre que celle du défunt.

L'héritier (nous le supposons pour nous placer dans l'hypothèse de la pétition d'hérédité) voit son titre contesté par un héritier apparent. Il agit contre celui-ci en restitution. Quels moyens fera-t-il valoir? Quelle sera la base de ses prétentions? il songera d'abord à faire reconnaître sa qualité d'héritier, et dans quel but? Dans le but de démontrer qu'ayant succédé au défunt, il a la jouissance de tous les droits[1] qui faisaient partie du patrimoine de ce dernier. Si, comme nous le supposons, l'héritier parvient à faire cette preuve, il est réputé par la loi même continuateur de la personne du défunt: le patrimoine héréditaire se confond dans son patrimoine, il a à sa disposition toutes les actions qui appartiendraient à son auteur pour faire reconnaître ses droits méconnus ou violés, notamment celles qui tendent à assurer au propriétaire la restitution des éléments de son patrimoine dont il peut avoir été dépossédé. Et on voudrait cependant lui donner, outre cette sanction normale de ses droits, une action particulière en restitution, la pétition d'hérédité. Mais cette action elle-même sur quoi se fonderait-elle, quel serait, en d'autres termes, le droit qui, mis en exercice, s'appellerait pétition d'hérédité, si ce n'était pas le droit du défunt ? C'est le droit héréditaire, répond-on, le droit qui appartient à l'héritier en vertu de sa qualité, et l'on ajoute que c'est l'existence de ce droit héréditaire distinct du droit du défunt qui permet à l'héritier de se servir d'une action différente des actions du défunt[2].

[1] J'entends par là tous les droits transmissibles par leur nature.

[2] Cette explication est donnée notamment par Pothier, *Propriété*, nᵒˢ 379 et s. ; — Laurent, t. II, nᵒ 511 ; — Seresia, *Pétition d'hérédité*, — Hureaux, *Droit de succession*, t. II, nᵒ 126. Tous ces auteurs avancent que la preuve de la qualité d'héritier entraînera restitution des choses héréditaires. Cela est vrai, mais en analysant mieux on doit dire que cette preuve faite permettra d'exercer les droits du défunt.

Je m'étonne de voir de bons esprits émettre une semblable affirmation, cela seul suffirait à démontrer les dangers que peut faire courir un respect aveugle pour la tradition. Qu'est-ce en effet que ce prétendu droit héréditaire ? En quoi consiste la faculté garantie par la loi à l'héritier ? L'héritier peut exercer les droits de celui dont il continue la personnalité, du défunt : son droit est en quelque sorte la faculté de se servir des droits du défunt : il y a un droit transmis, il n'y en a pas de créé. Si cette proposition ne paraissait pas évidente par elle-même, je rappellerais que dans les cas où une action est subordonnée à quelque condition attachée à la personne qui l'exerce, le législateur apprécie chez le défunt et non chez l'héritier l'existence de cette condition. C'est ainsi que, dans la prescription acquisitive de l'art. 2265, la bonne foi est appréciée dans la personne du défunt et non dans celle de l'héritier, et plus généralement que toutes les exceptions que l'on aurait pu opposer au défunt peuvent être opposées à l'héritier.

Le droit invoqué par l'héritier à l'effet de se faire restituer les biens héréditaires est donc le droit du défunt; mis en exercice, il ne peut changer de nature, et je puis dire que la pétition d'hérédité, envisagée comme tendant à la restitution des choses héréditaires, n'est autre que l'action qui aurait appartenu au défunt, s'il avait dû se remettre en possession de ses propres biens. Qu'une erreur ait pu être commise sur ce point, qu'elle soit même consacrée par l'habitude, cela se conçoit. Le plus souvent la propriété du défunt ne sera pas contestée, et la restitution suivra immédiatement la preuve du droit héréditaire du réclamant, c'est cette circonstance de fait qui suffit pour faire dire par tous que la preuve faite du titre héréditaire invoqué par le réclamant entraînera la restitution *dont elle est la cause.* C'est dans ce rapprochement que réside la confusion. La preuve imposée au réclamant de sa qualité d'héritier que l'adverse partie prétend s'attribuer, cette preuve est la condition de la restitution, elle n'en est pas la cause. Elle en est la condition, car si cette question n'était pas préalablement vidée au profit du demandeur, à quel titre prétendrait-il à quelque droit compris dans la succession ? Mais elle n'en est pas la cause, car ce droit prétendu par l'héritier cesserait s'il était prouvé contre lui qu'il n'eût pas appartenu au défunt. Ces principes étant certains, je suis fondé à en conclure que la cause directe et première de la restitution est dans le droit du défunt, et par suite que c'est l'action même qui appartenait au défunt qui permettra de l'obtenir [1].

Cela est si vrai que lorsque la qualité d'héritier n'est pas revendiquée simultanément par les deux parties en cause, à l'exclusion l'une de l'autre, l'action par laquelle l'héritier obtiendra restitution d'un effet héréditaire est, de l'aveu de tous, une action héréditaire qui l'obligera : 1° à la preuve du droit de son auteur; 2° à la preuve de la transmission héréditaire dont il se prévaut. Quelle différence sépare cette hypothèse de la nôtre? Elle est aisée à déterminer. La différence consiste en ce que les deux parties prétendent ici au même titre, ce qui donnera lieu à un premier procès sur la question d'hérédité. Mais ce premier débat tranché, et tranché nous le supposons en faveur du demandeur, il est impossible d'apercevoir la moindre différence entre sa situation et celle d'un héritier qui a établi son titre à l'encontre d'un tiers qui le contestait sans pourtant le revendiquer pour lui-même. Si dans cette dernière hypothèse on oblige le demandeur à user du droit de son auteur pour parvenir à son but, pourquoi en serait-il autrement dans la première? Sans doute le plus souvent la propriété du défunt n'étant pas mise en question, la restitution suivra immédiatement la preuve faite par le réclamant de son titre, mais ce rapprochement fortuit n'établit pas entre ces deux faits la relation qui joint l'effet à la cause. La cause de la restitution est dans ce droit de propriété du défunt qui n'a pas été allégué, seulement parce qu'il n'était pas contesté [2].

[1] Je trouve dans la thèse de M. Cauwès (p. 180) un passage qui démontre que, sans l'avouer ouvertement, il partage notre manière de voir. La pétition d'hérédité peut d'après lui échouer devant une exception de propriété, à charge par le défendeur de prouver que les choses qui sont considérées comme faisant partie de l'hérédité lui appartiennent, en réalité, à lui possesseur de l'hérédité. Cela n'implique-t-il pas cette idée que le droit de propriété du défunt est le vrai fondement de la restitution, et ne doit-on pas pousser plus loin et dire que la réclamation de l'héritier échouera toutes les fois que l'on aura prouvé contre lui l'inexistence du droit de son auteur sur la chose réclamée?

[2] « Enfin pour ce qui concerne le point de savoir si la chose détenue par le défendeur ou le droit exercé par lui est héréditaire, c'est là une question

L'assimilation que j'ai précédemment établie me permet aussi de démontrer que l'on viole un autre grand principe en donnant à la pétition d'hérédité cet effet d'entraîner la restitution des choses héréditaires. Dans notre droit civil, il est reconnu qu'un même droit ne saurait donner naissance à deux actions différentes. Tel est cependant le résultat auquel on arrive dans le système que je combats. Les droits du défunt donneraient naissance, suivant les circonstances, tantôt aux actions héréditaires, tantôt à la pétition d'hérédité.

Supposons en effet qu'un héritier agisse en restitution d'un effet héréditaire contre un possesseur à titre singulier, lequel possesseur par conséquent n'élève aucune prétention à la qualité d'héritier; il n'y aura pas lieu à la pétition d'hérédité, c'est au moyen des actions héréditaires que la restitution sera obtenue. Si au contraire il y a une contestation sur l'hérédité et si elle est tranchée au profit du demandeur, c'est par la pétition d'hérédité que sera demandée la restitution. Voilà bien un droit qui donnerait lieu à deux actions distinctes, proposition évidemment contraire à ce que nous avons dit de l'identité du droit et de l'action.

L'exposé de principes que nous venons de faire nous permet de signaler ici la grande différence qui sépare à notre point de vue la législation romaine de la nôtre, et par là de réfuter la plus grave des objections que l'on peut élever contre notre manière de voir, celle qui est tirée de la tradition historique. Chez les Romains le droit ne se confondait pas comme chez nous avec l'action. Le droit à lui seul permettait à celui qui en était investi de jouir légitimement des avantages qui en étaient les conséquences. Il conférait le pouvoir de repousser toute prétention contraire à son exercice, mais il n'impliquait pas nécessairement et de plein droit la faculté de s'adresser à la justice pour se le faire

de propriété. Car dire que la chose est héréditaire, c'est dire qu'elle appartient à la succession; et dès lors que le défunt en était lui-même propriétaire. *La preuve à faire ici est donc absolument la même que celle qui incombe au demandeur en revendication.* » (Seresia, p. 176). Puisque la preuve est la même et les conséquences des actions identiques, comment les actions elles-mêmes ne se confondent-elles pas?

restituer lorsqu'on s'en laissait déposséder. Cette faculté d'action était comme un droit sanctionnateur spécial que l'on devait avoir pour être pleinement garanti, faculté qui était ordinairement jointe au droit, mais qui n'en était pas la compagne inséparable. Dès lors, de même que l'on rencontrait certains droits dépourvus d'action, de même certains autres étaient simultanément garantis par plusieurs actions, et il n'est pas étonnant que le droit de propriété qui dans la personne du défunt était sanctionné par l'action en revendication fût, dans la personne de son héritier et dans les circonstances spéciales à notre hypothèse, garanti par une action spéciale, la pétition d'hérédité [1].

De plus la pétition d'hérédité avait alors un caractère particulier, c'était la seule revendication possible à l'égard des universalités juridiques et, elle supprimée, l'héritier aurait été obligé d'intenter autant de revendications particulières que le défendeur avait entre ses mains d'effets dépendant de l'hérédité [2]. Cette utilité spéciale qui était autrefois attachée à la pétition d'hérédité, existerait-elle encore aujourd'hui et trouverait-on en elle un motif de donner à l'héritier pour la revendication de l'hérédité une action distincte de celles qui lui appartiennent en tant que représentant du défunt ? Je ne le crois pas. Sans doute, de nos jours encore, la pétition d'hérédité apparaît comme une action générale embrassant à la fois des actions réelles et des actions personnelles ; reste à savoir si ce caractère lui est particulier et légitime son maintien comme revendication générale mise au service de l'héritier. Il semble que les questions dépendant de la pétition d'hérédité ont entre elles un lien assez étroit pour pouvoir être réputées connexes et portées comme telles en une seule action devant un seul tribunal. Je m'expliquerai plus tard sur la nature de cette action générale en restitution. Pour

[1] On connaît trop le caractère de la loi *Cincia de donationibus* pour qu'il soit nécessaire d'insister sur les droits dépourvus d'action. Quant à la pluralité d'actions pour un même droit, on peut en fournir un exemple dans les actions *commodati in jus et in factum* qui sanctionnaient un même droit ou encore les actions *familiæ erciscundæ* et *communi dividundo* données aux cohéritiers pour sortir de l'indivision.

[2] Pothier, *Domaine de propriété*, n° 278.

le moment, je veux seulement montrer qu'elle peut être exercée par une personne vivante par rapport à son patrimoine et qu'on peut dire de cette action qu'elle a été transmise par le défunt à son héritier. Un soldat disparaît pendant une bataille et tout le monde le croit mort. Il n'y a pas lieu aux formalités prescrites dans le titre de l'Absence. Son héritier se met en possession de son patrimoine sans rencontrer aucune opposition. Plus tard cet individu reparaît. Il ne pourra certainement pas intenter la pétition d'hérédité, car on ne peut être son propre héritier : faudra-t-il donc qu'il exerce séparément toutes les actions comprises dans son patrimoine ? Personne n'oserait le soutenir. On lui donnera contre l'usurpateur une action en recouvrement, sorte de revendication générale qui devra aboutir après une seule instance à une restitution complète. Pourquoi l'héritier n'aurait-il pas une action semblable, et quel besoin a-t-il d'une action particulière alors que le droit commun lui permet d'atteindre les mêmes résultats [1].

Si la doctrine au lieu de s'attacher, pour qualifier l'action, aux circonstances dans lesquelles elle est intentée, avait recherché quel droit lui sert de base, la pétition d'hérédité romaine n'aurait jamais apparu chez nous, et on aurait ainsi évité les controverses les plus vives et les hésitations les plus longues.

Concluons donc qu'ici encore une différence dans le fait a été prise dans une différence de droit. De ce que l'on voit très souvent un héritier exercer une revendication générale de tout un patrimoine, tandis qu'il est presque impossible de faire une hypothèse dans laquelle son auteur exercerait une semblable action, on a conclu que le *droit* de l'exercer appartient à l'héritier seul. C'est là une erreur, et cette revendication générale est-elle aussi une action transmise. Tout ce qu'on est en droit de dire,

---

[1] Le cas s'est présenté pendant la guerre de 1870. Par suite d'un changement de sacs on a trouvé sur un mort le livret d'un soldat vivant qui a été considéré comme mort. Ce soldat n'ayant pas pendant un assez long temps donné de ses nouvelles, sa femme s'est remariée. Je ne crois pas qu'il soit intervenu à son propos de décision de jurisprudence et le fait est regrettable, car le tribunal lui aurait donné une action en restitution semblable à ce qu'on appelle la pétition d'hérédité.

c'est que cette action passera généralement à l'héritier sans avoir été exercée par le défunt.

Cette démonstration serait incomplète si nous nous abstenions de résoudre les objections qui peuvent être faites à notre système. La pétition d'hérédité semble bien prendre une nature propre et le droit de l'héritier se séparer du droit qui appartenait à son auteur lorsqu'on réfléchit que l'action en pétition d'hérédité peut aboutir à la restitution de choses qui n'ont jamais fait partie du patrimoine du défunt. Il en est ainsi notamment à l'égard des fruits produits par les biens héréditaires depuis l'ouverture de la succession et encore à l'égard de l'immeuble dont l'héritier apparent a achevé l'usucapion commencée par le défunt. Ne peut-on pas argumenter de ces applications particulières de notre action pour lui reconnaître une nature propre? Cependant il est incontestable que c'est parce qu'il continue la personne du défunt que l'héritier a droit à ces restitutions. Le défunt lui-même les obtiendrait s'il vivait encore, l'héritier les demande parce qu'il est aux droits de son auteur. On chercherait en vain une autre cause à son droit propre, et l'objection me semble résolue en remarquant que l'héritier succède non seulement aux droits actuels, mais encore aux droits éventuels du défunt.

Quant à la chose prescrite, il suffit d'observer que l'acquisition de la propriété par la prescription se produit avec un effet rétroactif au commencement de la possession pour en conclure que juridiquement le défunt est censé avoir acquis lui-même cette propriété, laquelle dès lors ne présente rien de personnel à son héritier.

On peut objecter encore que la pétition d'hérédité est plus générale qu'une revendication en ce sens qu'elle aboutit à la restitution de choses dont le défunt n'avait pas la propriété, mais seulement la nue détention. Il en est ainsi par exemple à l'égard des choses qui avaient été prêtées au défunt ou déposées entre ses mains. Elles doivent être rendues à l'héritier après qu'il a triomphé dans l'instance en pétition d'hérédité. Cette observation contient une grande part de vérité et m'oblige à faire observer que c'est uniquement par approximation, et faute d'une expression plus exacte, qu'il m'est arrivé de qualifier de revendication générale l'action exercée par l'héritier. Dans son application aux choses dont s'agit, cette action ne mérite certainement pas le nom de revendication. Mais cette remarque ne contrarie en aucune façon notre système. Quelque nom que l'on donne à une pareille action, elle n'en est pas moins comme les autres une action transmise par le défunt à son héritier. C'est l'action en réclamation que le défunt eût exercée lui-même s'il était venu à perdre la détention des choses à lui prêtées ou déposées chez lui. C'est là une nouvelle application de cette idée incontestable que l'héritier ne peut avoir sur les biens de la succession aucun droit qui n'ait son origine dans sa qualité de continuateur de la personne de son auteur.

Enfin une dernière considération doit être apportée dans ce débat : nous la tirerons de l'histoire même de la pétition d'hérédité. En doctrine comme en jurisprudence, la théorie de la pétition d'hérédité est encore à faire. Et pour préciser davantage, on peut observer que tandis que tout le monde est d'accord lorsqu'il s'agit de considérer dans la pétition d'hérédité, un moyen donné à l'héritier de faire reconnaître sa qualité et constater son titre, lors au contraire qu'on arrive à la détermination de ses effets derniers, c'est-à-dire aux restitutions que dans la doctrine commune elle entraîne, chaque auteur à son opinion personnelle [1]. Les uns prennent comme point de départ la disposition de l'art. 132 et raisonnent par analogie, mais on leur fait observer que l'analogie sur laquelle ils se fondent n'existe pas : qu'il y a d'une part une action donnée à l'absent en recouvrement de ses biens personnels, d'autre part une action qui lui appartient comme héritier et par rapport aux biens d'une succession qui lui est échue. D'autres appliquent les traditions historiques et leur opinion ne tend à rien de moins qu'à ressusciter parmi nous le S. C. Juventien; d'autres enfin, en plus grand nombre, appliquent avec raison le droit commun en ce qui concerne la restitution des capitaux ou des fruits qui peuvent être dûs par l'héritier apparent à l'héritier véritable. On leur reproche de confondre la pétition d'hérédité avec la revendication. Ce reproche me paraît fondé, et je vais essayer de montrer par la comparaison rapide de

[1] Serésia, p. 56.

l'une et de l'autre action, que la doctrine a constamment tendu à leur appliquer les mêmes règles, reconnaissant implicitement par là qu'il n'existe entre elles aucune différence fondamentale qui oblige à faire produire à chacune des effets différents.

Considérons ces deux actions dans leurs conséquences à l'égard du défendeur de bonne foi : c'est à ce point de vue qu'elles ont présenté la plus grande différence et qu'on peut saisir le mieux le mouvement qui a tendu à les rapprocher.

Dans le droit romain primitif la pétition d'hérédité et la revendication obéissaient à des règles toutes différentes [1]. Les restitutions dues par le défendeur à la revendication ressortaient toutes de ce principe que le possesseur de bonne foi est tenu en raison de sa possession et par suite dans les limites de sa possession.

Quant à la pétition d'hérédité elle était gouvernée par les règles les plus équitables du sénatus-consulte Juventien. La différence était donc grande entre elles ; cependant il est à remarquer que les règles posées par le sénatus-consulte Juvénien réagirent dans une certaine mesure sur la théorie de la revendication. C'est à ce sénatus-consulte qu'est due la règle : *dolus pro possessione est*, qui fut appliquée sans difficulté à toutes les actions réelles. Quant à ses dispositions touchant l'étendue des restitutions dues par le possesseur de bonne foi, elles ne purent, faute d'un texte qui autorisât cette extension, être appliquées à la revendication ; cependant, comme le sénatus-consulte réalisait au point de vue de l'équité un grand progrès sur le droit commun, la jurisprudence arriva à rendre le défendeur de bonne foi à la revendication comptable, au moyen d'une *conditio sine causa* ou d'une action *in factum*, suivant le cas, du profit qu'il pouvait avoir retiré des biens héréditaires par lui possédés. Enfin on reconnaît assez généralement que les principes posés par Justinien dans ses Institutes sur l'acquisition des fruits par le possesseur de bonne foi (§ 35, Inst. *De div. rer.*, II, 1), sont dûs à l'influence du séna-

---

[1] Je ne m'occupe que des différences existant dans les résultats des deux actions. D'autres procédaient de cette idée que la pétition d'hérédité implique un débat entre deux personnes qui se prétendent héritières à l'exclusion l'une de l'autre, qui ont subsisté, car elles sont la conséquence nécessaire de l'hypothèse où nous nous sommes placés.

tus-consulte d'Adrien, mais que par suite d'une erreur, cet empereur a confondu les fruits existants en nature au moment de la demande avec ceux dont le défendeur doit être présumé s'être enrichi.

Cette législation a donc tendu à appliquer à la revendication les règles plus équitables de la pétition d'hérédité [1], et cette tendance était si forte que l'École proculienne alla jusqu'à appliquer à la revendication la règle d'après laquelle le défendeur à la pétition d'hérédité était responsable des cas fortuits. Cette généralisation d'un principe souvent peu équitable ne pouvait aller sans protestations, aussi paraît-on l'avoir limitée au cas où la mauvaise foi du possesseur justifie cette rigueur (L. 40, *De her, pet.*).

Notre ancienne pratique poursuivit ce rapprochement en appliquant à la pétition d'hérédité cette règle empruntée à la revendication que le possesseur de bonne foi doit toujours restituer le prix qu'il a retiré de la chose possédée, parce qu'il est présumé s'être enrichi de la totalité de ce prix [2]. Par contre, au point de vue de la restitution des fruits, une nouvelle différence avait été admise entre les deux actions : le possesseur de bonne foi dans la revendication n'en restituait aucun, dans la pétition d'hérédité il *resta* obligé à *restituer* ce dont il s'était enrichi, mais ici encore les meilleurs esprits tendaient à assimiler les deux actions. Enfin la faculté laissée au défendeur de faire entrer en compte les impenses par lui faites, fut toujours accordée plus largement dans la pétition d'hérédité que dans la revendication.

Ces dernières différences ont aujourd'hui disparu. Bien qu'on discute la question de savoir si les dispositions du Juventien subsistent encore dans notre législation, la plus grande partie des auteurs, avouant tacitement par là même une analogie qu'ils repoussent en apparence, soumettent aux mêmes lois les restitutions imposées au défendeur dans l'une et l'autre action.

Cette marche incessante vers une assimilation qu'une analyse plus complète aurait pu établir dès l'origine me semble une nouvelle preuve venant à l'appui de la thèse que je soutiens. S'il

---

[1] Bufnoir, *Sénatus-consulte Juventien,* Thèse de doctorat. — Accarias, Dr. r. t. I, p. 598, 3e édit.

[2] Pothier, *Domaine de propriété*, n° 249.

existait entre la pétition d'hérédité et les actions du défunt une différence de fond, cette différence devrait nécessairement se traduire par une distinction dans les conséquences de l'une et de l'autre action. Si, comme on l'a trop souvent répété, il y avait un droit héréditaire particulier au successeur et qui lui permît d'obtenir la restitution du patrimoine de son auteur, ce droit aurait ses effets propres, ses règles de restitution particulières ; le législateur lui-même les eût sans doute posées, et en supposant même son silence, les meilleurs esprits n'auraient pas été invinciblement portés à étendre à la pétition d'hérédité des principes posés pour une hypothèse différente.

A l'aide des considérations que je viens d'exposer, je crois avoir établi que l'on ne peut, à peine de choquer les premiers principes, attribuer à la pétition d'hérédité son caractère traditionnel d'action en restitution de la succession. S'il est vrai, comme j'en suis convaincu, que l'héritier n'obtienne jamais cette restitution qu'au moyen des actions qui appartenaient à son auteur, qu'est-ce donc que la pétition d'hérédité et quels sont ses caractères ?

A mes yeux l'action particulière à l'héritier, la sanction de son droit propre, la pétition d'hérédité n'est autre qu'une action en déclaration de qualité, une action au moyen de laquelle le demandeur, en démontrant l'existence du titre légal ou testamentaire dont il se prévaut, obtiendra des tribunaux d'être déclaré héritier et partant continuateur de la personne du défunt [1].

J'ajoute immédiatement que cette action intentée seule ne serait pas recevable faute par le demandeur de pouvoir justifier de l'intérêt de sa prétention. Elle nous appaîtra donc toujours liée à une autre action pourvue d'un intérêt pécuniaire, et comme les

[1] Si l'on adopte cette manière de voir, on remarquera tout d'abord la grande ressemblance qui existe entre l'action en pétition d'hérédité et les actions relatives à l'état des personnes. Dans celles-ci comme dans celle-là la poursuite a pour but la déclaration d'une qualité que le demandeur prétend s'attribuer. J'ajoute que bien souvent la question d'hérédité se confondra en fait avec une question d'état. Cependant il faut éviter d'insister trop sur ce rapprochement. La pétition d'hérédité a un caractère propre, c'est une action réciproque dans laquelle demandeur et défendeur s'attribuent la même qualité à l'exclusion l'un de l'autre. On ne rencontre rien de semblable dans les actions d'état.

seules actions dont l'admissibilité soit subordonnée à la preuve de la qualité d'héritier sont celles qui ont pour objet un droit de la succession, elle sera toujours préjudicielle à une action héréditaire [1]. C'est là son caractère fondamental.

Ces principes étant posés, il est aisé de démêler la véritable nature de ce que l'on appelle ordinairement pétition d'hérédité. La pétition d'hérédité est une action complexe où l'on doit distinguer deux éléments, l'un fixe, l'autre variable.

L'élément nécessaire, c'est l'action en déclaration de droit héréditaire, préliminaire indispensable de toute poursuite exercée contre une personne qui conteste chez le réclamant un droit de succession qu'elle prétend s'attribuer à elle-même, au détriment de celui-ci.

L'élément variable, c'est l'action héréditaire, but dernier des poursuites du réclamant, action qui donne à la précédente l'intérêt pécuniaire qui lui fait défaut sans elle. Cette action peut être l'exercice de l'un quelconque des droits compris dans la succession. S'il s'agit de réclamer un bien que le défendeur possède comme héritier apparent, c'est une revendication qui nous apparaît accompagnée d'une action en déclaration de qualité d'héritier ; s'agit-il de poursuivre un débiteur du défunt qui refuse de payer en alléguant la confusion qu'il dit s'être produite sur sa tête, c'est une action personnelle qui est la fin de la pétition d'hérédité, et mon explication montre que ces apparences ne l'empêchent pas d'être une et de consister toujours dans une même chose, une action en déclaration de qualité.

Mais ce n'est pas seulement sous l'une ou l'autre de ces formes que nous apparaît la pétition d'hérédité : bien plus souvent elle se présente comme une sorte de revendication générale de tout un patrimoine subordonnée à l'issue de la contestation préalable sur l'hérédité. Quelle est dans ce cas l'action à laquelle la pétition d'hérédité sert de préliminaire ? C'est, à n'en pas douter, une

---

[1] Il n'est pas sans intérêt de remarquer que MM. Aubry et Rau reconnaissent à la pétition d'hérédité son caractère de contestation préjudicielle lorsqu'elle sert de préliminaire à une action en partage (§ 616, note 5; p. 429, 4e édit.). Ils adoptent ainsi dans ce cas particulier l'opinion que nous croyons juste dans tous les cas.

action comprise dans la succession, car l'héritier ne peut avoir que celles-là, mais quelle est sa nature ? Ici la question se complique. Dans les exemples précédents nous avons raisonné sur la pétition d'hérédité jointe à des actions que le défunt aurait pu intenter, des actions en quelque sorte usuelles : ici la poursuite est de telle nature qu'elle se conçoit difficilement exercée par un individu par rapport à son patrimoine. On ne perd pas son patrimoine comme on perd un bien particulier, et par suite on n'a jamais en fait à intenter une revendication de ce genre. C'est précisément cette circonstance de fait qui a déterminé à rattacher à un droit héréditaire distinct du droit du défunt la faculté d'intenter une action générale. Je crois avoir fait justice de cette confusion et démontré que l'héritier ne saurait avoir d'autres actions que le défunt. Reste à préciser la nature de cette action. Elle présente évidemment de grandes analogies avec l'action donnée à l'absent de retour pour recouvrer son patrimoine. C'est aussi une action en recouvrement, mais on ne peut songer à lui appliquer les règles édictées par les rédacteurs du Code civil au sujet de l'absence, parce que la situation des envoyés en possession provisoire qui tiennent de la loi même leurs pouvoirs et connaissent nécessairement les causes de résolution auxquelles leur titre est sujet diffère complètement de celle de l'héritier apparent. Faute d'un texte qui prévoie et règle cette hypothèse, il faut considérer que le droit d'une personne sur son patrimoine n'est pas simple, mais complexe, qu'il constitue comme un faisceau de droits de propriété, de créances, etc., étroitement unis les uns aux autres. On sera, par suite de l'identité du droit et de l'action, amené à considérer l'action qui serait donnée à une personne pour réclamer d'une autre la totalité de son patrimoine (et c'est l'action que l'héritier exerce dans notre hypothèse) non comme une action unique, mais comme un faisceau d'actions diverses correspondant aux droits divers dont ledit patrimoine se compose. Est-ce à dire que l'héritier devra exercer l'une après l'autre toutes ces actions parties d'un même tout ? Certainement non. Ces actions présentent entre elles la connexité la plus étroite ; elles pourront, elles devront même être comprises toutes dans une même demande.

Cette étude serait dépourvue d'objet si le nouveau point de vue sous lequel nous avons considéré la pétition d'hérédité ne nous fournissait pas de nouvelles solutions dans quelques-unes des questions relatives à cette matière. Cet intérêt je puis maintenant le dégager et montrer que l'explication proposée par moi de la nature de la pétition d'hérédité permet de trancher plus facilement et plus sûrement bon nombre des difficultés de la matière.

1° Tout d'abord la question de l'application du sénatus-consulte Juventien aux restitutions des fruits ou des capitaux ne se conçoit qu'autant que l'on voit dans la pétition d'hérédité une action particulière en restitution. Ce point de vue abandonné, on applique de toute nécessité le droit commun, et le système qui a triomphé aujourd'hui se trouve par là mis hors de contestation [1].

2° Un intérêt plus considérable se rattache à la question de compétence. Cette question a toujours fait doute en matière de pétition d'hérédité [2]. Ce doute, nous le levons facilement. Il suffit pour cela de se rappeler que la pétition d'hérédité est une contestation préjudicielle qui se présente toujours accessoirement à une action héréditaire dont l'exercice est l'objet principal des prétentions du demandeur. On en conclura que la contestation devra être portée devant le tribunal compétent à l'égard de l'action héréditaire à laquelle est jointe la controverse sur la succession. Si donc cette action est une revendication, elle devra être portée devant le tribunal de la situation ; si c'est une action personnelle, le juge du domicile du défendeur sera compétent : si enfin c'est une action générale en recouvrement comprenant et des actions réelles et des actions personnelles, sans que l'un

---

[1] Dans le même ordre d'idées notre théorie présente cet autre avantage de supprimer la controverse qui existe dans notre droit touchant l'admission de la pétition d'hérédité contre le *possessor pro possessore*. La possession d'hérédité n'étant autre chose qu'une contestation sur la qualité d'héritier de deux personnes, ne se conçoit qu'autant que chaaune d'elles se prétend héritière à l'exclusion de l'autre.

[2] L'action en pétition d'hérédité est-elle réelle, personnelle ou mixte? Suivant les cas elle ressemble à vne action réelle, personnelle ou mixte ? Aussi est-il impossible de lui attribuer une nature que ses résultats ne démentent jamais. La question en réalité est insoluble, et cela seul aurait, ce me semble dû déterminer la doctrine à abandonner la tradition.

de ces éléments prédomine sur l'autre, elle pourra être portée devant l'un ou l'autre tribunal au choix du demandeur. Ajoutons que dans l'hypothèse assez fréquente où la pétition d'hérédité es^t accessoire à une demande en partage, le tribunal du lieu d'ouverture de la succession pourra être compétent [1].

3° La pétition d'hérédité comprenant deux actions est sujette à s'éteindre par deux prescriptions, c'est-à-dire soit par suite de la prescription extinctive de l'action en déclaration de droits héréditaires, prescription qui s'accomplira par un laps de trente ans à partir du jour où un tiers se sera géré comme héritier, soit par suite de la prescription de l'action à laquelle elle est ajoutée; car cette dernière action éteinte dépouille la première de son objet[2].

Appliquons ces principes aux diverses actions dans lesquelles peut intervenir une contestation sur le droit héréditaire des parties.

a) Lorsque la pétition se présente comme contestation préjudicielle à une demande en partage, cette dernière action étant imprescriptible on ne pourra jamais opposer au demandeur que la prescription de son droit de réclamer la qualité d'héritier.

b) Lorsqu'elle précède une demande en revendication, l'action intentée peut périr soit par la prescription extinctive du droit de demander la qualité d'héritier, soit par la prescription acquisitive du droit de propriété réclamé[3].

[1] C'est précisément la conclusion à laquelle arriva M. Naquet dans l'intéressante étude qu'il a consacrée aux actions mixtes. (*Rev. de lég.*, 1874). Mais il la motive en disant qu'il faut s'attacher en cette matière aux résultats pratiques de l'action. Cette raison est fort contestable et mon système a l'avantage de la rendre inutile : si l'on admet l'existence d'une double action dans toute poursuite en pétition d'hérédité, il est logique de les porter ensemble devant le juge qui doit connaître de la plus importante des deux. — (V. aussi Cauwès, p. 175, et Garsonnet, §§ 124 à 126).

[2] Dans la doctrine commune on controverse la question de savoir si la pétition d'hérédité s'éteint par prescription acquisitive ou extinctive. Avec notre système, cette controverse n'a plus de raison d'être, une action en déclaration de qualité ayant un caractère personnel.

[3] Scresia conteste à l'héritier apparent de bonne foi le droit d'usucaper les objets qu'il détient. L'obligation de restitution qui le grève au profit de l'héritier véritable l'en empêche d'après cet auteur. Pour nous, sa situation

y) Intentée préalablement à une action personnelle, elle sera sujette à deux prescriptions extinctives, d'une durée souvent inégale et dont l'une a pour point de départ le moment où la dette est devenue exigible, tandis que l'autre ne court qu'à partir du jour où un tiers s'est injustement attribué qualité la d'héritier.

f) Dans le cas où elle sert de préliminaire au recouvrement de la succession, en dehors de la prescription du droit de se faire déclarer héritier elle subira l'application des prescriptions acquisitives ou libératoires relatives à tous les droits compris dans l'hérédité, mais chacune de ces prescriptions ne pourra être opposée au demandeur que pour dispenser le défendeur de la restitution de l'objet auquel elle s'applique [1].

4° Enfin si l'on adopte sur la nature de la pétition d'hérédité notre opinion, aucune considération ne vient plus s'opposer à l'exercice de l'action de l'héritier contre les ayant cause du défendeur. En effet puisque c'est des actions du défunt qu'il se sert dans tous les cas pour réclamer les biens de la succession, il peut les intenter contre toutes les personnes que le défunt aurait pu poursuivre lui-même, c'est-à-dire même contre les tiers qui ont acquis de bonne foi et à titre onéreux de l'héritier apparent un effet de la succession.

Telles sont, ce me semble, les conséquences nécessaires des idées que j'ai exposées dans cette étude. Qu'il me soit permis de souhaiter, en la terminant, qu'elles soient trouvées justes et qu'une plume plus autorisée que la mienne soit employée à mettre en lumière une théorie qui a au moins l'incontestable avantage de débarrasser notre droit civil de quelques-unes de ses trop nombreuses difficultés.

est telle qu'elle serait vis-à-vis du défunt. Observons à ce propos que l'héritier apparent ne pourra jamais opposer à l'héritier véritable la prescription des art. 2265 et 2266. Cette prescription exige un juste titre réel, et ici le triomphe du demandeur démontre que le titre de l'héritier apparent était simplement putatif.

[1] Il est à peine besoin de remarquer que le défendeur, dans cette hypothèse, se prévaudrait en vain de l'acquisition par possession (2279) pour retenir les meubles compris dans l'hérédité. L'art. 2279 n'a trait qu'aux meubles corporels possédés à titre particulier.

Paris. — Imp. F. Pichon, 30, rue de l'Arbalète, & 24, rue Soufflot.

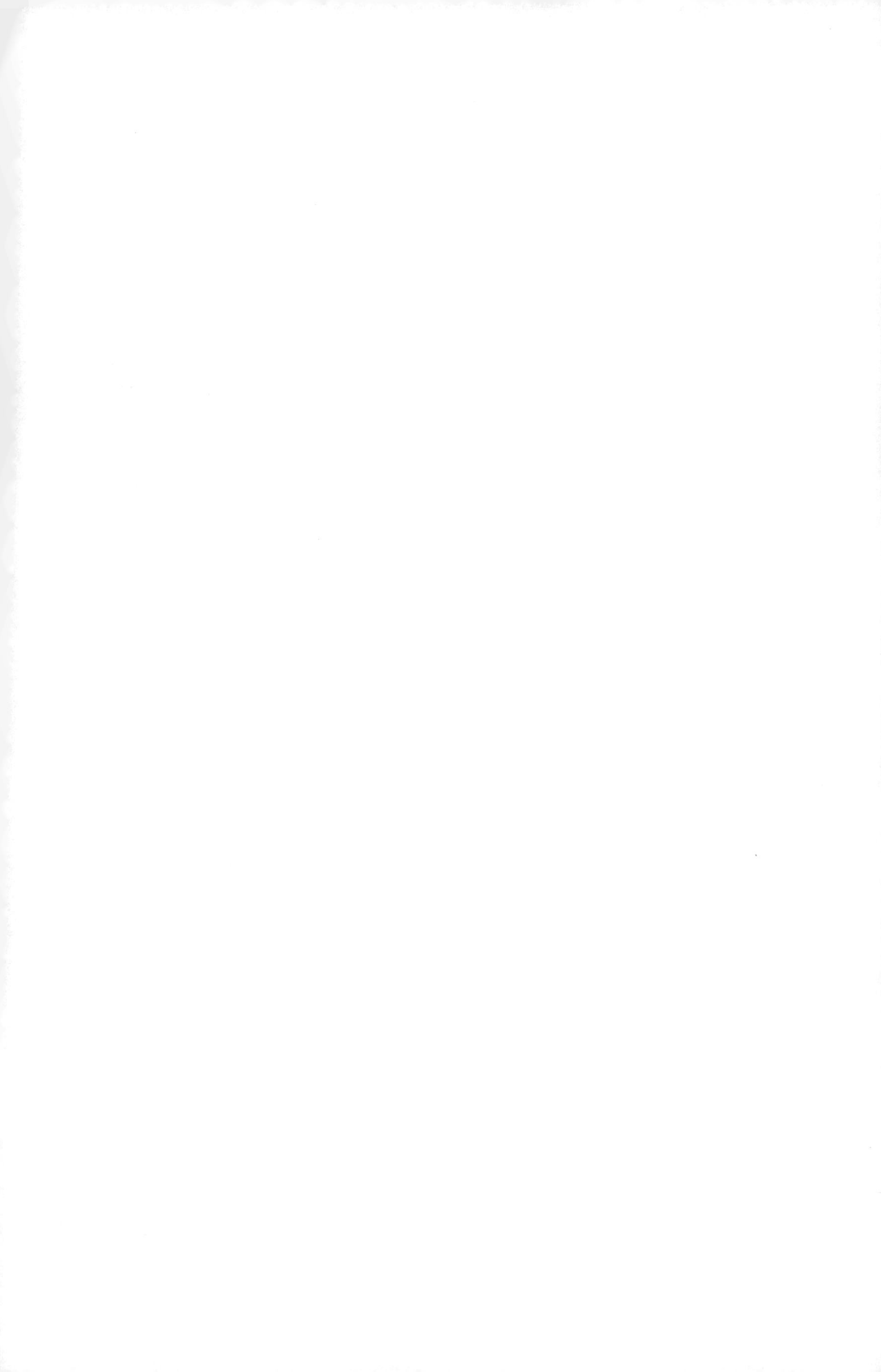